# EXAMEN COMPARATIF

## DES

# MÉTHODES AUJOURD'HUI EN USAGE

POUR

## L'ABLATION DES TUMEURS HÉMORRHOÏDALES.

### Par M. LE Dr BARTHÉLEMY (DE SAUMUR),

Médecin-major en retraite,
Chevalier de la Légion d'honneur,
Membre de la Société des sciences médicales de la Moselle.

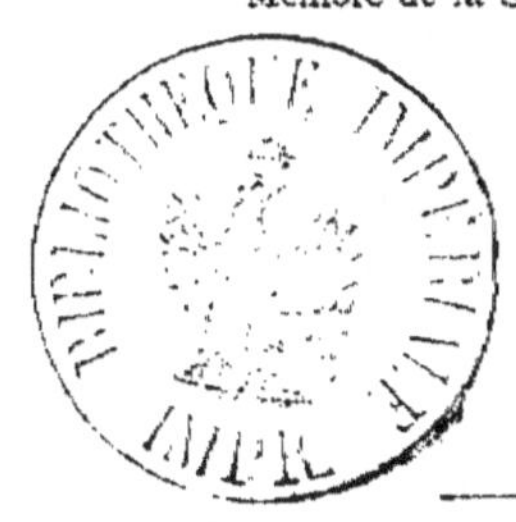

---

## PARIS

### TYPOGRAPHIE DE HENRI PLON

IMPRIMEUR DE L'EMPEREUR
RUE GARANCIÈRE, 8.

1861

# EXAMEN COMPARATIF

## DES

# MÉTHODES AUJOURD'HUI EN USAGE

### POUR

### L'ABLATION DES TUMEURS HÉMORRHOÏDALES.

Plus je m'avance dans la pratique, plus je constate l'importance réelle des maladies chirurgicales de l'anus.

Cette importance naît de l'extrême fréquence de ces affections, des misères toujours agaçantes et parfois intolérables qu'elles causent, et par conséquent de la satisfaction profonde qu'éprouvent les malades à en être complétement débarrassés.

Parmi ces maladies, aussi nombreuses que variées, les tumeurs hémorrhoïdales se placent au premier rang.

Une question préalable qui divise les praticiens en deux camps bien tranchés, s'élève tout d'abord quand il s'agit du traitement de ces tumeurs.

Les uns pensent que l'on peut impunément les enlever en totalité, tandis que beaucoup d'autres affirment que ce sont toujours des *noli me tangere*.

C'est en se plaçant dans le juste milieu de ces opinions extrêmes que, selon moi, on sera dans le vrai.

Et d'abord il convient de faire une distinction entre les hémorrhoïdes simples accompagnées parfois d'un flux sanguin salutaire qu'il serait dangereux de supprimer, et les tumeurs hémorrhoïdales proprement dites qui s'engorgent d'une manière permanente, se durcissent, s'ulcèrent parfois à leur surface en déterminant alors les accidents les plus pénibles.

En effet, par leur présence et leur volume elles gênent toujours la défécation. Lorsque dans cet acte elles sortent de l'anus, elles entraînent la muqueuse rectale, donnent lieu à des prolapsus plus ou moins considérables, et résistent parfois aux efforts que le patient est obligé de faire pour les réduire. Quand il n'y parvient pas, elles peuvent s'étrangler et être frappées de gangrène.

Mais l'accident qui les complique le plus communément, ce sont des écoulements sanguins journaliers plus ou moins abondants, qui usent rapidement les forces des malades et les conduisent à cet état de faiblesse et de pâleur que l'on appelle la cachexie hémorrhoïdaire.

Dans ces cas-là, retenus par un préjugé vraiment irrationnel, resterons-nous tranquilles spectateurs d'accidents si graves qu'ils peuvent causer la mort ? Evidemment non !

La saine chirurgie en décide autrement, comme dans les faits suivants :

M. G..., âgé de soixante-trois ans, vient à mon cabinet me faire voir trois tumeurs hémorrhoïdales, dont l'une, la plus grosse, offrait une espèce de petit infundibulum d'où le sang s'écoulait incessamment. Le pauvre homme était tellement faible qu'il n'avait plus la force de respirer.....

Je le priai de rentrer chez lui au plus vite, et une heure après, en présence et avec l'assistance de mon honorable confrère et ami M. Alphonse Amussat, je pinçais et cautérisais à sa base l'hémorrhoïde dangereuse, qui plus tard est tombée sans fournir une seule goutte de sang.

— La dernière personne que j'ai opérée était une jeune dame du monde, qui avait trois tumeurs hémorrhoïdales situées presque autant sous la peau que sous la muqueuse anale. Quand elles étaient gonflées et que cette dame marchait, de petites ruptures avaient lieu, le sang partait, et cette dame, âgée de vingt-cinq ans, en était arrivée à ne plus oser sortir à pied.

Devais-je la laisser dans cette triste situation ? Je ne l'ai pas pensé. J'ai détruit les deux tumeurs principales, en laissant la troisième, qui était la plus petite ; mon opération a bien réussi, et cette dame a été rendue à la santé, je pourrais dire à la vie.

Il y a donc des cas où l'on ne peut pas se dispenser d'opérer. Toutefois, on ne doit le faire qu'après avoir interrogé avec un soin minutieux tout l'organisme du malade; et si l'on trouve chez lui des aptitudes habituelles aux congestions vers le cerveau, les poumons ou le cœur, on devra faire tout au monde pour lui rendre son ennemi tolérable.

L'immersion journalière du siége dans de l'eau fraîche, de petits lavements avec cette même eau ou mieux avec de la décoction de ratanhia, l'usage intérieur du sirop de perchlorure de fer quand il y a hémorrhagie fréquente, sont autant de moyens qui peuvent faire obtenir cet heureux résultat.

Lorsque l'opération est décidée, trois méthodes se présentent pour l'exécuter; ce sont, par ordre chronologique, le fer rouge, le caustique de Vienne, qui comporte le procédé d'Amussat, et l'écrasement linéaire de M. Chassaignac.

C'est avec intention que je passe sous silence l'excision et la ligature; tous les chirurgiens sages les ont aujourd'hui abandonnées, à cause des accidents hémorrhagiques ou nerveux qui venaient à chaque instant les compliquer de la manière la plus grave.

*Cautérisation par le fer rouge.* — Cette méthode remonte à la plus haute antiquité. A peu près délaissée par les modernes, elle n'était plus guère, à l'époque de Dupuytren, que l'adjuvant, ou mieux le correctif de l'excision, dont elle modérait ou arrêtait les fréquentes hémorrhagies.

En 1840, Bégin fut un des premiers à remettre le cautère actuel en honneur, en en faisant l'application avec succès à deux cas de prolapsus très-prononcés de la muqueuse rectale.

Ces faits, rapportés dans les *Annales de la chirurgie française et étrangère*, me donnèrent l'idée d'appliquer le même moyen chez un jeune sculpteur qui avait un bourrelet hémorrhoïdal énorme. Je l'opérai le 25 novembre 1841, aidé par M. le docteur Miramont. Nous réussîmes parfaitement.

Je tiens à constater que dans cette opération que j'ai publiée, je ne laissai mon fer rougi à blanc que pendant un laps de temps tenant le milieu entre une cautérisation trop rapide qui n'aurait pas atteint assez de tissus, et une cautérisation prolongée qui eût porté trop loin son action destructive.

On produit, en effet, en agissant de la sorte, une eschare d'une certaine épaisseur, sous laquelle se développe une inflammation adhésive qui, de proche en proche, pénètre toute la tumeur, l'affaisse et la conduit à une cicatrice solide par rétraction.

Aussi, est-ce de cette manière qu'ont procédé, alors comme aujourd'hui, la plupart des praticiens sages et expérimentés.

Un seul parmi eux, Philippe Boyer, le fils du grand chirurgien de ce nom, s'imagina de vouloir carboniser les tumeurs hémorrhoïdales à force de cautères. Il en appliquait jusqu'à cinq ou six ; et, chose remarquable, il n'atteignait que très-difficilement son but, parce que le sang jaillissait aussitôt que l'épithélium était détruit et éteignait tous ses cautères. Il en introduisait ordinairement trois dans l'anus, à 4 centimètres de profondeur, les y laissait jusqu'à ce qu'ils devinssent noirs, et terminait son opération en laissant sur l'orifice anal un cautère conique, à sommet tronqué, chauffé à blanc. Cette dernière phase de la cautérisation, disait-il dans son mémoire de 1847, avait pour but de détruire la peau de l'anus concourant à la formation du bourrelet hémorrhoïdal...

Et cependant on doit tout faire pour éviter cet accident, qui change plus tard l'acte de la défécation en un véritable supplice.

Dans un mémoire que je publiai en 1848, je m'élevai avec force contre cette pratique, qui me paraissait d'autant plus cruelle que Ph. Boyer ne se servait alors ni de l'éther ni du chloroforme.

Il paraît que les observations que je m'étais permises ne touchèrent que peu cet honorable confrère, car il continua de cautériser si bel et bien que l'un de ses opérés, dans un accès de délire, voulut se pendre !

Du reste, ces cautérisations à outrance ne trouvèrent que peu ou point de partisans, si ce n'est cependant en l'honorable M. Chassaignac, qui dit lui-même, dans son mémoire de 1858, qu'il a appliqué huit ou dix cautères pour détruire une tumeur hémorrhoïdale sur un capitaine anglais, M. Maconochie.

Aujourd'hui les choses se passent avec plus de mesure ; on se borne, en général, à promener lentement sur toute la surface des tumeurs un ou deux cautères rougis à blanc. C'est ainsi qu'agissent MM. Nélaton, Guersant, Désormeaux, etc.

On s'applique surtout à isoler les tumeurs le plus possible des tissus sous-jacents , afin d'éviter qu'une trop grande masse de calorique ne les pénètre et ne produise, en agissant sur les sphincters, des rétrécissements quelquefois incurables.

C'est ainsi que M. Robert, qui emploie de préférence le cautère actuel, saisit les bourrelets à leur base, soit dans des pinces confectionnées *ad hoc*, soit en les attirant le plus possible au dehors au moyen de pinces-érignes ou mieux de longs ténaculums ; que M. Demarquay, quand la disposition des tumeurs le permet, passe avec une longue aiguille courbe un fil en croix sous leur point d'implantation, de manière à les faire bien saillir au dehors avant de les cautériser.

C'est dans la même pensée que j'avais fait faire un spéculum (forme d'éteignoir) assez largement fenêtré pour admettre une tumeur hémorrhoïdale dans sa cavité où je pouvais la carboniser avec un cautère conique , sans agir presque sur les parties environnantes.

Malgré ces procédés rationnels et prudents, le cautère actuel a des inconvénients sérieux qui m'y ont fait renoncer.

Et d'abord ce sera toujours une chose des plus effrayantes que de se laisser introduire un fer rouge dans le rectum !

Le chloroforme est là, je le sais ; mais aujourd'hui que chacun connaît les chances fatales attachées à cet anesthésique, son administration n'est guère de nature à rassurer.

Lorsque l'on a affaire à ces bourrelets énormes que l'on rencontre encore assez souvent, on est placé entre deux écueils.

Ne laisse-t-on le fer rouge que le temps nécessaire pour former une eschare d'épaisseur moyenne, à sa chute les tumeurs seront de beaucoup réduites, mais complétement affaissées et guéries, c'est plus que douteux.

Un malade opéré rue Jacob par M. Robert et moi, et qui avait deux tumeurs considérables, qui furent bien cautérisées à deux reprises différentes, les a vues diminuer assez pour qu'elles ne sortent plus de l'anus, mais conserver malgré cela la moitié de leur volume primitif.

Cherche-t-on au contraire à les détruire complétement par l'application de nombreux cautères , on sait quels accidents redoutables peuvent survenir.

Lorsque le fer tombe sur une artériole, une hémorrhagie assez notable peut avoir lieu. Cet événement, quoique singulier en apparence, s'est cependant vu quelquefois.

Lorsque la cautérisation est terminée et que le malade sort du sommeil anesthésique, il ressent la vive cuisson des brûlures dans toute son intensité ; on la calme un peu en lui plongeant le siége dans de l'eau froide ; mais quand il regagne son lit, la sensation agaçante reparaît, et malgré les réfrigérants placés sur l'anus, elle continue assez longtemps et avec assez de force pour retentir sur le cerveau et déterminer un délire nerveux parfois très-inquiétant.

La réaction de la brûlure sur le rectum et sur la vessie fait presque toujours naître du ténesme anal ou vésical, et si ce dernier n'amène pas de rétention d'urine exigeant le cathétérisme, il y a pour le moins pendant plusieurs jours une dysurie des plus incommodes.

Les ganglions inguinaux s'engorgent assez fréquemment.

Je connais plusieurs cas de phlébites graves dont deux ont emporté les malades.

Les garde-robes qui suivent l'opération ne sont que peu pénibles.

Il n'en est pas de même lorsque les eschares se détachent. A ce moment une hémorrhagie peut se produire, mais elle ne présente jamais de gravité.

Un autre phénomène bien plus incommode, c'est parfois une suppuration très-abondante et pour ainsi dire intarissable, qui peut tenir le patient en échec pendant plusieurs mois.

Ce qui se conçoit si l'on songe à l'étendue vraiment considérable que la plaie doit présenter quand le fer a été promené sur toute la surface d'un gros bourrelet hémorrhoïdal, ainsi que sur la portion de muqueuse rectale qu'il entraîne ordinairement avec lui.

Malgré ces inconvénients réels et par trop nombreux, je ne considère pas le fer rouge appliqué au traitement des tumeurs hémorrhoïdales comme un mauvais moyen, surtout quand ces tumeurs offrent un aspect douteux.

Je dirai même que la cicatrice qui suit son emploi et qui se fait par rétraction est meilleure et plus solide que par les deux autres méthodes, quoique par contre elle puisse faire naître des rétrécissements bien difficiles à détruire même par l'incision. *Quæquæ vidi !*

*Méthode de M. Chassaignac pour l'ablation des tumeurs hémorrhoïdales par l'écraseur linéaire.* — C'est en 1858 que M. Chassaignac a exposé, dans son mémoire *ad hoc*, le procédé suivant : Pendant que le malade est en état d'insensibilité anesthésique, on introduit dans l'anus une érigne divergente à six branches, se terminant chacune par une pointe acérée et recourbée sous forme d'hameçon. On ramène à soi la canule qui tient ces six branches rapprochées, afin de les laisser s'écarter ; exerçant alors une traction modérée d'abord, et plus forte ensuite, on s'assure de la solide implantation des crochets, implantation, disons-le en passant, qui doit se faire dans l'épaisseur des tumeurs hémorrhoïdales et dans la muqueuse elle-même, dans les points qui n'offrent pas de tumeurs ; on amène au dehors toute la partie inférieure de la muqueuse rectale avec les tumeurs qu'elle supporte. Une forte ligature est jetée en arrière de tout ce qui fait saillie ; on la serre avec force, de manière à former un pédicule sur lequel doit agir la chaîne de l'écraseur. L'instrument est mis en jeu ; on le fait marcher lentement et dans la proportion de quinze secondes par chaque cran de sa crémaillère. En général, la tumeur est détachée en dix minutes.

En voyant ce procédé, on frissonne à l'idée de ce harpon multiple qui va s'attacher dans l'anus à tout ce qu'il rencontre, et qui renverse au dehors toute la partie inférieure de la muqueuse rectale, assez aisément quand les tumeurs sortent, et nécessairement avec une certaine violence lorsque les tumeurs ne se montrent jamais hors de l'anus. Et puis, à quoi bon amputer circulairement toute la muqueuse, quand les hémorrhoïdes ne siégent ordinairement que sur quelques points de son pourtour ?

— Quelles clameurs ne doivent pas jeter les médecins qui veulent que l'on respecte, quand même, les hémorrhoïdes, quand ils voient que l'on fait place nette, en emportant à la fois et les tumeurs hémorrhoïdales et le tissu sur lequel elles étaient implantées !

—Le développement d'accidents consécutifs, que l'on aurait grand tort de regarder comme imaginaires, ne vient il pas quelquefois justifier leurs appréhensions?

L'application de la méthode de M. Chassaignac est tellement douloureuse, que l'emploi du chloroforme est absolument indispensable. Un jour cet honorable confrère, opérant dans son amphithéâtre un zouave que le chloroforme avait failli tuer, se trouva dans la nécessité d'agir sans cet anesthésique.

La section de la tumeur par l'écraseur dura plus d'un quart d'heure; les souffrances du patient furent telles que la plume essayerait en vain de les décrire.

M. Chassaignac dit bien qu'il ne donne jamais de chloroforme que ce qu'il faut pour obtenir la tolérance anesthésique... Mais quand ses opérations, au lieu de ne durer que dix à douze minutes (ce qui est déjà passablement long), se prolongent pendant quinze, vingt et même trente-cinq minutes, comme dans la dix-septième observation de son mémoire, alors il est bien forcé, pour maintenir l'insensibilité, de faire respirer des quantités de chloroforme capables de produire l'état de collapsus qu'il redoute tant et avec raison.

On peut donc dire que l'emploi forcément prolongé du chloroforme, en faisant naître les dangers que chacun sait, est un des vices radicaux du procédé de M. Chassaignac. Eh bien ! à mon avis, c'est peu de chose à côté des dangers plus grands qu'il présente au point de vue de l'hémorrhagie !

Lorsque M. Chassaignac fit connaître son procédé, il fut accueilli avec faveur par la généralité des praticiens, à cause de la presque immunité qu'il promettait sous ce rapport. Mais l'illusion ne dura pas longtemps. Déjà, dans son mémoire, en 1858, cet honorable confrère cite lui-même des cas où le sang a paru assez abondamment.

Un assez grand nombre de confrères m'ont cité des cas d'hémorrhagie dont ils avaient été témoins à la suite de ce mode opératoire.

Pour ne pas l'accuser trop légèrement, j'ai cru devoir remonter à la source de trois faits où le procédé de M. Chassaignac, appliqué par lui-même, avait donné lieu à de graves hémorrhagies, à Passy, à Monceaux, et à Lariboisière même.

Une chose remarquable, c'est que dans ces trois opérations la perte de sang a eu lieu le soir ou le lendemain ; ce qui me porterait à l'expliquer ainsi : le rectum, dans sa partie ampullaire, est bien loin d'être un organe immobile. Vide le matin quand on opère, il se remplit dans le courant de la journée de matières fécales qui le distendent. Les orifices des vaisseaux intéressés deviennent béants par le déplissement des tissus agglutinés et condensés tout d'abord sous l'action de l'écraseur, et alors le sang coule plus ou moins abondamment : de telle sorte que la méthode de l'écrasement linéaire, qui préserve de l'hémorrhagie dans une infinité d'autres circonstances, vient assez souvent échouer dans le rectum contre les tumeurs hémorrhoïdales.

, Ce qui complique ce côté faible de l'opération de M. Chassaignac, c'est la presque impossibilité où se trouve le chirurgien de se servir d'un hémostatique quelconque, à cause de l'intolérance, par excès de douleur, de la surface intéressée.

Un autre inconvénient appartenant en propre à ce procédé, c'est la possibilité de l'occlusion de l'anus par l'agglutination de la plaie à elle-même sous l'empire de la violente contraction des sphincters. .

Cet accident paraît avoir donné bien de la tablature à l'honorable M. Chassaignac, qui en fin de compte ne cherchait plus à opérer le décollement qu'au bout de vingt-quatre heures, et en imposant même alors au patient les douleurs les plus vives.

La réaction sur le col de la vessie, aussi forte qu'avec le cautère actuel, nécessite souvent le cathétérisme.

La plaie reste longtemps très-douloureuse ; aussi les premières garde-robes sont-elles des plus pénibles.

Si cette plaie se cicatrise un peu plus rapidement que dans les deux autres procédés, elle a le grave inconvénient de donner lieu parfois à des rétrécissements consécutifs de l'anus. La marche concentrique de la cicatrisation d'une plaie circulaire conduit pour ainsi dire mathématiquement à ce fâcheux résultat : c'est ce qu'a fort bien démontré M. Verneuil à la Société de chirurgie.

Tout en convenant de la possibilité de ces rétrécissements, M. Chassaignac a prétendu qu'ils tenaient à de faibles brides formées par la muqueuse ; mais on lui a cité un praticien de province qui, à la suite de l'application de l'écrasement linéaire, avait été obligé d'employer le bistouri pour détruire un rétrécissement anal organique.

D'après ce qu'il m'a été possible d'apprendre, il paraîtrait que des phlébites avec résorption du pus ont donné une issue fatale à plusieurs opérations faites avec l'écraseur. Bien que ce grave accident puisse survenir quel que soit le procédé que l'on emploie, par la raison que les veines sont susceptibles de s'enflammer chaque fois que l'on entame leurs parois, je serais néanmoins porté à croire que cette méthode y prédispose davantage.

Cette critique de la méthode de M. Chassaignac ne doit pas m'empêcher de reconnaître que, dans les mains aussi habiles qu'exercées de cet éminent chirurgien, elle produit la plupart du temps de très-beaux résultats. J'ai appris d'ailleurs récemment, dans une visite que j'ai faite à Lariboisière, que M. Chassaignac avait modifié radicalement son opération.

Aujourd'hui, m'a-t-on dit, il n'ampute plus circulairement toute la partie inférieure de la muqueuse rectale ; il se borne, en passant la chaîne de son écraseur à travers les tumeurs, à en enlever seulement la moitié ou les deux tiers, suivant les cas. Cette nouvelle manière de faire, qui ne surprend point de la part d'un praticien doué de la plus grande sagacité chirurgicale, atténue sans doute une partie des objections qui s'adressaient à son procédé primitif.

Et cependant, comme cette méthode a toujours pour vices fondamentaux, à mes yeux du moins, la douleur excessive qu'elle occasionne, par suite l'emploi forcé et souvent très-prolongé du chloroforme, la possibilité de graves hémorrhagies, surtout aujourd'hui que la chaîne chemine au milieu de tissus érectiles, je crois toujours devoir donner la préférence au procédé plus sûr que je vais décrire, et qui sera un des titres de gloire d'Amussat.

*Cautérisation par le caustique de Vienne ; procédé d'Amussat.* — L'emploi du caustique de Vienne remonte à vingt-cinq ou trente ans.

On l'appliquait soit en pâte (le caustique délayé avec de

l'alcool), soit des fragments placés et maintenus sur les tumeurs, en tâchant de préserver les parties environnantes, chose peu facile.

Quelques chirurgiens, et notamment l'honorable M. Jobert (de Lamballe), y ont encore recours. Ce dernier se sert d'une capsule, dite hémorrhoïdaire, divisée en deux moitiés égales pouvant s'écarter, et saisir les tumeurs en se rapprochant. Il les couvre alors d'une couche de caustique plus ou moins épaisse.

Le vice radical de ces divers procédés est d'attaquer une grande surface ; quand il est très-possible de faire tomber une tumeur en l'attaquant seulement à son pédicule ou à sa base.

Ils sont d'ailleurs inapplicables quand les tumeurs ne peuvent être attirées au dehors.

Un fait qui paraîtra singulier, c'est que souvent les tumeurs ne sont qu'incomplètement détruites, quelle qu'ait été la quantité de caustique dont on les a recouvertes.

Voici ce qui a lieu : L'épytélium une fois brûlé, le lacis des vaisseaux dont ces tumeurs sont formées se trouve à nu ; le sang coule en nappe, et, se mêlant au caustique, forme une espèce de bouillie épaisse qui l'empêche d'agir plus profondément ; en sorte qu'il faut souvent deux ou trois applications de pâte pour détruire à fond des tumeurs d'un certain volume.

Ces inconvénients expliquent la préférence généralement accordée au procédé que voici :

*Procédé d'Amussat.* — Il consiste, comme on le sait, à saisir les tumeurs hémorrhoïdales à leur pédicule ou à leur base dans des pinces droites ou en T, offrant des rainures avec ou sans recouvrement, que l'on remplit de caustique Filhos et qu'on laisse en place trois minutes au moins, quatre minutes au plus. Un irrigateur ou clysopompe verse de l'eau froide, tant sur l'anus que sur les instruments en place, pendant tout le temps que dure l'opération.

Ce n'est qu'après de nombreux tâtonnements qu'Amussat est arrivé à ce procédé si simple et si ingénieux.

En 1842, il s'emparait des tumeurs avec des pinces à baguettes, les soulevait et les cautérisait en masse avec des bâtons de caustique Filhos solidifié.

(Le caustique de M. le docteur Filhos n'est autre que celui de Vienne avec la potasse en excès d'un tiers.)

En 1844, s'étant aperçu que cette manière de faire était insuffisante et surtout fort douloureuse, il ne porta plus le caustique que sur le pédicule ou la base des tumeurs, en se servant de pinces à baguettes à la face interne desquelles M. Amussat fils avait eu l'heureuse idée de faire creuser des rainures (1).

Cette modification ne fut pourtant qu'un acheminement au procédé définitif, puisque Amussat ne laissait ces nouvelles pinces au plus qu'une minute, une minute et demie, et qu'il fendait après avec le bistouri la tumeur pincée pour placer au fond de l'incision un petit fragment de caustique, afin d'en achever la destruction.

Ce fut en 1846 que Amussat se servit pour la première fois de sa pince en T avec cuvettes à recouvrement, permettant de ne démasquer le caustique que lorsqu'on le veut. Ce fut aussi dans cette opération, pratiquée sur une dame, qu'il eut l'ingénieuse idée de faire faire une irrigation continuelle d'eau froide.

Il se servit cependant encore de sa pince dite protectrice, qu'il plaçait au-dessous de la pince porte-caustique; il employa également plusieurs couteaux à papier avec lesquels des aides éloignaient et protégeaient les parties voisines.

Mais il ne tarda pas à débarrasser son procédé de tout cet appareil instrumental vraiment inutile, pour l'amener enfin à cet état de simplicité qui le met à la portée de tous les chirurgiens.

C'est sous cet aspect que Amussat me le fit voir en 1849, en m'invitant à l'opération d'un malade qui portait une tumeur latérale assez forte. Il l'attaqua avec sa pince en T; l'irrigation fut faite abondamment, la douleur parfaitement supportée. Au

---

(1) La même année (1844) je fis voir que j'avais aussi entrevu le vrai procédé, en publiant dans le *Journal de Médecine et de Chirurgie militaires* ces mots : *Lorsque les tumeurs hémorrhoïdales offriront un pédicule, je le placerai entre deux petites gouttières de plomb remplies de caustique de Vienne.*

bout de sept jours la tumeur se détachait sans la moindre hémorrhagie ; au bout de vingt la guérison était complète.

La facilité avec laquelle cet admirable résultat fut obtenu me frappa, et dès lors je renonçai au fer rouge, qui m'avait procuré quelques belles guérisons sans doute, mais au prix de douleurs telles que le souvenir m'en est encore pénible.

— M'inspirant toujours des préceptes du maître, voici, avec quelques légères modifications, comment j'opère depuis douze ans.

J'étudie avec le plus grand soin les tumeurs, leur nombre, leur volume et leur point d'implantation. C'est après avoir donné au malade ou un léger purgatif ou des lavements que je procède minutieusement à cet examen, d'où dépend en quelque sorte le sort de l'opération. Il faut, en effet, une certaine expérience pour déterminer de suite de quel instrument on devra préférablement se servir.

Lorsqu'il s'agit de tumeurs situées soit dans la cavité de l'intestin, soit dans l'espace intra-sphinctérien, ne sortant jamais entièrement de l'anus, mais se montrant seulement à l'orifice, je les saisis sur place avec la pince droite d'Amussat, qui ressemble à un compas, ou avec celle que j'ai fait courber un peu sur le plat, pour qu'elle s'accommode mieux à la cavité rectale.

Les tumeurs sortent-elles tout à fait au dehors, soit seules, soit en entraînant un bourrelet plus ou moins volumineux de muqueuse, je les attaque en travers avec la pince en Y d'Amussat. Si la portion de muqueuse prolapsée est peu considérable, je la néglige pour brûler bien à leur base les tumeurs implantées sur elle.

En agissant ainsi, j'ai plusieurs fois réussi et à détruire les tumeurs et à faire disparaître à jamais le bourrelet de muqueuse qui contracte des adhérences, grâce à l'inflammation qui se développe toujours pour l'élimination des eschares.

Tel fut le cas d'un malade que j'ai opéré aux Invalides, avec l'assistance de mes honorables confrères et amis MM. Robert et Amussat fils.

—Lorsque le prolapsus de la muqueuse est tel qu'il existe un de ces bourrelets monstrueux, semblable à celui dont parle M. Alphonse Amussat à la fin de son mémoire de 1854, ou à celui du sapeur Gibaud, du 15e de ligne, que nous opérâmes à l'hôpital du Gros-Caillou avec mon honorable collègue et ami M. le baron Larrey, alors les pinces en T doivent être appliquées plus ou moins haut sur la muqueuse prolapsée elle-même.

Quand un bourrelet volumineux occupe tout le pourtour de l'anus, je l'attaque avec deux pinces en T, et cela dans le même moment. Généralement il se présente de petites intersections, qui permettent de bien placer les extrémités des pinces.

Je préfère l'emploi de deux pinces à une seule qui saisirait le paquet dans toute son épaisseur et à sa base, afin de ne point avoir quatre duplicatures de membrane à détruire, et d'éviter plus tard une plaie circulaire, chose toujours mauvaise en ce lieu.

En thèse générale, je cautérise en une seule opération tout ce que je crois devoir enlever.

Conformément au précepte d'Amussat, je laisse presque toujours une des tumeurs, la plus petite et la moins malade. Je me suis jusqu'à présent bien trouvé de cette précaution, et je me persuade que cette tumeur, qui se flétrit, du reste, plutôt qu'elle ne se développe, jointe à un certain état de turgescence hémorrhoïdaire de la muqueuse rectale, conjure les accidents possibles dans l'avenir.

Pour pratiquer l'opération, je place le malade sur le bord de son lit, comme pour l'opération de la fistule. Un long morceau carré de toile cirée est glissé sous le siége. On attache avec une épingle les deux angles inférieurs de cette toile, de manière à former une large gouttière qui doit conduire dans un bassin l'eau froide qu'un aide dirige continuellement sur l'anus et sur les instruments au moyen d'un irrigateur ou d'un clysopompe.

Si je me sers des pinces droites, je préfère celles qui n'ont aucun recouvrement, parce que ces dernières laissent entre elles et les tissus, au moment où l'on tourne les lamelles, un léger espace par lequel le caustique en fusion peut se répandre sur les parties voisines. D'ailleurs, avec la pince droite articulée comme un compas, on saisit plus sûrement les tumeurs, quelque haut qu'elles soient implantées, et l'on peut plus aisément aussi les attirer en dehors.

J'introduis ces pinces fermées et soigneusement huilées; je

les écarte et les porte rapidement sur le pédicule ou la base des tumeurs, que je presse assez fortement pour empêcher le caustique de sortir des rainures. Si dans ce temps de l'opération quelques parcelles de caustique restent sur la surface de la tumeur, je les enlève soigneusement avec mon index droit trempé dans l'huile, ou bien en faisant un lavage avec l'irrigateur. Lorsque j'applique les pinces en T, j'ai soin, au moment où je mets le caustique à nu, de serrer l'écrou assez fort pour amortir la sensibilité. Toutefois, je ne pense pas qu'il faille aller jusqu'à l'écrasement des tissus, ce qui serait aussi douloureux qu'inutile, puisque le caustique est là, faisant œuvre de destruction.

Je laisse le caustique Filhos en contact avec les tissus trois minutes au moins, et quatre ou cinq minutes au plus, suivant l'épaisseur des parties à cautériser. Les pinces enlevées, je débarrasse les tumeurs des plus minimes parcelles de caustique, soit avec mes doigts trempés dans l'huile, soit en faisant continuer l'irrigation d'eau fraîche; puis je les fais rentrer dans l'anus. Je plonge immédiatement le siége dans un vase rempli d'eau froide en été, et tiède en hiver, pendant une bonne heure.

J'ai pris le parti de réduire le paquet cautérisé avant de donner le bain, parce qu'il m'est arrivé deux fois d'éprouver beaucoup de difficulté en n'opérant cette réduction qu'après le bain.

Le malade est remis au lit avec des compresses d'eau froide sur l'anus ou un sachet de glace pilée. Un peu plus tard des cataplasmes froids, arrosés de laudanum, et des onctions dans l'intestin avec une sonde en gomme élastique enduite de cérat opiacé ou belladoné, soulagent beaucoup le malade. Ce dernier moyen surtout apaise le ténesme anal. J'ordonne enfin une boisson fraîche, et le soir de l'opération un bouillon seulement. Les jours suivants je donne deux légers potages, suivis d'un peu de vin de Bordeaux et d'eau, et tous les soirs je fais prendre 3 ou 4 centigrammes d'extrait thébaïque pour provoquer la constipation.

Autrefois on prescrivait dès le lendemain de l'opération de petits lavements émollients et huileux pour évacuer les fèces avant qu'elles fussent durcies. L'expérience nous a conduits, M. Amussat fils et moi, à prendre le contre-pied de cette manière d'agir. Nous avons cru voir que les efforts de défécation trop rapprochés de la cautérisation étaient toujours pénibles, et même un peu dangereux au point de vue de la dilacération possible des eschares, et par suite de l'hémorrhagie. Nous avons en conséquence pris le parti de chercher à n'avoir de garde-robes qu'au bout de cinq ou six jours.

Dans la dernière opération que j'ai pratiquée, j'ai maintenu la constipation pendant dix jours par le mode d'alimentation susmentionné et par l'administration chaque soir de l'extrait gommeux d'opium.

Cette tentative a été couronnée d'un plein succès, puisqu'au septième jour les tumeurs se sont détachées sans le moindre écoulement de sang, et que le dixième jour, avec 30 grammes d'huile de ricin dans une tasse de bouillon, suivie une heure après d'un lavement émollient et huileux, j'ai obtenu une première garde-robe presque sans douleur, chose bien rare, comme on sait.

Sans prétendre que le procédé d'Amussat pour l'ablation des tumeurs hémorrhoïdales soit exempt des inconvénients inhérents à une opération quelconque faite sur un organe pourvu d'autant de vaisseaux et de nerfs que le rectum à son extrémité inférieure, je vais essayer de démontrer que ces inconvénients sont bien moindres que par l'emploi du fer rouge ou de l'écraseur de M. Chassaignac.

Si l'on fait, en effet, l'examen comparatif de ces trois méthodes sous leurs divers aspects, on voit :

1° Que l'opération par le fer rouge ou l'écrasement donne une grande frayeur aux malades, tandis que l'on se fait aisément à l'idée d'une cautérisation avec une pâte caustique appliquée seulement sur le pédicule d'une tumeur ;

2° Que l'extrême douleur causée par les deux premières méthodes rend indispensable l'emploi du chloroforme, tandis qu'on peut fort bien s'en passer par le procédé d'Amussat, où la douleur est supportable, grâce à l'irrigation d'eau fraîche, et quand on a soin d'opérer sur des tumeurs exemptes d'inflammation ;

3° Que l'hémorrhagie qui se manifeste quelquefois dans l'emploi du cautère actuel, et qui par l'écrasement linéaire prend assez souvent encore les plus graves proportions, est chose inconnue dans notre procédé (je suis autorisé à affirmer que si, dans les 83 opérations d'Amussat, les 23 faites par son fils et les 20 faites par moi-même, il s'est écoulé quelques gouttes de sang lors du détachement des eschares, il n'y a jamais eu d'hémorrhagie proprement dite) ;

4° Que les phlébites mortelles qui surviennent quelquefois à la suite du fer rouge ou de l'écrasement linéaire ne se sont point manifestées dans les **126** opérations pratiquées par **MM.** Amussat et moi, et que je n'en connais que deux cas cités par M. Roux (de Toulon), et recueillis sur deux forçats, dont un était tuberculeux ;

5° Que les ténesmes anal et vésical, qui sont souvent très-prononcés, surtout après le cautère actuel, sont assez faibles dans notre mode opératoire pour que l'on ne soit presque jamais forcé de recourir au cathétérisme ;

6° Que la plaie, qui était circulaire et assez large dans l'écrasement, et toujours très-étendue à la suite de la cautérisation par le fer rouge, reste au contraire à peu près linéaire dans notre procédé, surtout aujourd'hui que nous maintenons l'intestin en repos, et que nous ne détruisons point les adhérences que l'inflammation détermine ;

7° Qu'en conséquence nous obtenons la cicatrisation de la plaie au bout de douze ou quinze jours ordinairement ; tandis que dans les deux autres méthodes il y a souvent des suppurations abondantes et interminables, par le cautère actuel surtout ;

8° Que les rétrécissements de l'anus, qui sont si fâcheux quand l'action du fer rouge s'est étendue jusqu'aux sphincters, restent étrangers à notre procédé, tout comme à l'écrasement *tel qu'il se pratique aujourd'hui!*

L'ensemble de ces considérations me porte à croire que plus le procédé d'Amussat sera expérimenté par les chirurgiens, plus ils seront enclins à l'adopter comme méthode générale pour la destruction des tumeurs hémorrhoïdales.

Il est en effet d'une application facile, et conduit toujours à d'excellents résultats, avec le moins de souffrances et de dangers possible pour les opérés.

Paris. — Typographie de Henri Plon, imprimeur de l'Empereur, rue Garancière, 8.